TOPOGRAPHIE

PHYSIQUE ET MÉDICALE

DU TERRITOIRE DE TLEMCEN,

Et compte-rendu des maladies qui ont été traitées à hôpital militaire de cette ville pendant l'année 1842, dans le service des fiévreux,

PAR M. LE DOCTEUR CAMBAY,

Médecin ordinaire et médecin en chef de l'hôpital militaire de Tlemcen.

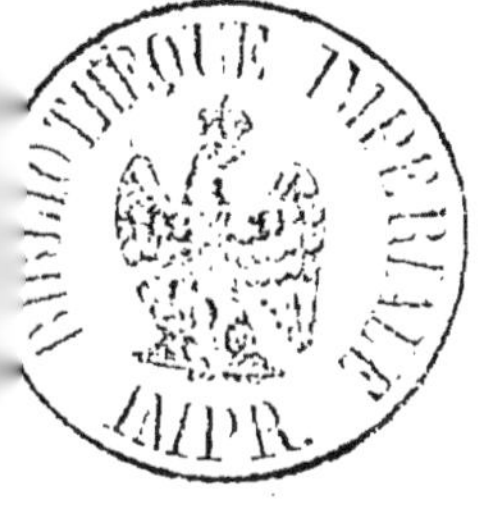

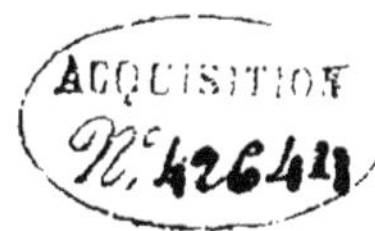

Le territoire de Tlemcen s'élève en amphithéâtre dès bords de la Méditerranée aux sables du Sahara; il appartient aux deux bassins de la Tafna et du Sig, ses limites, la première du côté de l'ouest et l'autre du côté de l'est.

Les eaux principales s'écoulent de tout le territoire par ces deux artères, dont les branches pénètrent jusque dans la région la plus reculée du

pays ; les autres eaux, d'un parcours rapide et de
peu d'étendue, s'échappent de leurs sources pour
aller immédiatement se jeter dans la mer : celles-ci
nommées l'Ouad-Tlata, l'Ouad-Makah, l'Ouad-
Razer, l'Ouad-Halouf, comprises entre le Sig et
la Tafna, naissent sur le revers nord de la chaîne
parallèle à la mer et qui en est distante de 30 à
40 kilomètres.

Au sud de Tlemcen, s'élève un vaste plateau,
se rattachant, par le col de Merbah, à des montagnes, limites entre le Tsel ou Tel et le Sahara,
entre les terres cultivables et le sable aride. Vers
l'ouest de Merbah, bouillonnent les sources où la
Tafna prend naissance; au nord du plateau sour-
dent les ruisseaux de Tamaxalet, de Barbata, d'A-
tehan, de Soufnero, d'Ouad-Zeitoun, de Safsif et
de Zédiga, principaux affluents du même fleuve.

A l'ouest du col de Merbah et au col même,
l'Isser et l'Iebder, ces deux rivières, sœurs dès
leur naissance, coulent l'une près de l'autre; elles
descendent avec rapidité la pente inclinée du plateau déjà cité et se réunissent à son pied. L'Iebder porte à l'Isser le tribut des eaux du Chouli,
puis ensemble elles vont se verser dans la Tafna,
vers la partie inférieure du cours de ce fleuve.

A l'est du territoire, le Sig, pénétrant plus
avant dans le sud, naît dans la montagne de

Béguira ou Bénitsa, traverse la chaîne de Tabia, sous le nom de Ouad-el-Hamam, et, s'avançant directement au nord dans une vaste plaine dont il prend le nom de Mekerra, porte la fertilité sur ses rives; puis arrivé au pied du Tessala, ne pouvant le franchir, il se jette à l'est et coule sous le nom de Mebthoh ; au-delà, il prend le nom de Sig, pour le perdre bientôt dans le marais de la Makta, où il se réunit à l'Habra.

L'Ouad-Malak, l'Ouad-Halouf et l'Ouad-Razer sont les principaux ruisseaux, portant à la mer leurs eaux sans les confondre avec celles de la Tafna ou du Sig. Ils sillonnent les pentes nord de la première chaîne de collines sur le territoire de Tlemcen.

Outre le plateau central d'où s'échappent en cascade la Tafna, l'Isser, et l'Iebder, plateau commandé par la montagne de Nador (sommet) qui domine la ville de Tlemcen au sud, un autre nœud de monts abruptes et hérissés de rochers, tourmentés d'anfractuosités, sillonnés de ravins profonds, de gorges inaccessibles, borde la mer dans l'ouest du territoire de Tlemcen; là s'élèvent les têtes gigantesques des monts appelés Felaoussen, Tsadgera, Sidi-Sfien, dont les pentes vers la mer offrent des vallées couvertes de nombreux villages.

Dans l'est, chez les Béni-Amers, le Tessala,

moins élevé, sépare la plaine de la Mekerra de celle où séjournent les eaux du lac salé d'Oran. Le Tessala se joint à la chaine qui borde l'Isser sur sa rive droite.

Entre cette dernière chaine et le plateau supérieur du sud, s'ouvre une vaste plaine dont la plus grande étendue est de l'est à l'ouest, et s'étend de ce dernier côté jusqu'au Maroc.

Le plateau du sud dont j'ai parlé plus haut s'étend de l'est vers l'ouest, de la province de Mascara dans le royaume de Maroc. Ce plateau est limité au sud, par la plaine du Gour où commence le désert; à l'ouest, il se rattache aux monts qui s'élèvent derrière Ouchdah; à l'est, il se relie à la montagne de Benitsa ou Bguirah. Surmonté à son centre, sur le territoire de Tlemcen, par les montagnes d'El-Asas et de Cheihha, il se prolonge jusqu'au sud de Tlemcen, où il s'arrête brusquement à l'escarpement rocheux de Lella-Setti.

Au nord, ce plateau pousse des ramifications qui vont jusqu'à la mer en passant entre le Rio-Salado, l'Ouad-Ghazen et l'Ouad-Hallouf.

Le territoire de Tlemcen est volcanique sur les bords de la mer et calcaire partout ailleurs.

A l'ouest de Tlemcen, on trouve un banc de grès mal formé.

On rencontre du sable fin et blanc dans la montagne d'Oum-el-Alou; il sert au polissage de l'acier et de l'argent. Il y a, autour de Tlemcen, des argiles propres à la fabrication des tuiles et des briques.

On y trouve des pierres qui servent à faire de la chaux, ainsi que d'autres carrières de pierres qui se délitent par couches minces et sont employées pour les cimetières, les cheminées et les meules à moulin. On rencontre un grand nombre de feuilles, de plantes à l'état fossile dans un banc de pierres, qui est exploité aujourd'hui à Tlemcen pour les constructions militaires.

Il y a, dit-on, des mines d'argent au pays des Beni-Amers et des Trarah; et des mines de cuivre dans celui des Beni-Senous. Enfin, les Béni-Amers exploitent des carrières de sanguine pour marquer les moutons.

Le sel gemme se trouve très-abondamment chez les Béni-Amers; on le retire aussi, par l'évaporation, des eaux saumâtres qui s'échappent du flanc de certaines montagnes.

Des sources d'eaux thermales se font jour sur différents points du territoire de Tlemcen. La plus chaude sourd à 100 mètres sur la rive gauche de l'Isser; il y en a une autre sur la rive gauche de la Tafna. On en trouve une troisième

d'une température moins élevée sur la rive gauche et près de l'Oued-el-Hammam, qui en tire son
nom. Enfin, il y eu a une quatrième auprès du
marabout de Sidi-Bouhadjar. On voit encore, à la
source de quelques-unes de ces eaux thermales,
des bains en pierre, qui paraissent avoir été
construits par les Romains.

Les eaux sont généralement bonnes, sur le
territoire de Tlemcen; elles y sont plus abondantes que dans les autres parties de l'Algérie.
Il y a cependant des lieux où elles sont mauvaises,
tel qu'au Rio-Salado, où l'on campe souvent le
second jour du départ d'Oran pour Tlemcen.
L'eau de cette rivière est stagnante l'été; elle est
blanchâtre, salée, saumâtre; elle augmente plutôt
la soif qu'elle ne la calme ; on s'en sert cependant
souvent pour faire la soupe, emploi pour lequel
elle peut être utilisée avec le moins de désavan-
tage pour la santé du soldat.

Les eaux viennent du plateau supérieur qui
domine Tlemcen au sud, et en sortent par plusieus
ouvertures, ainsi que l'avaient déjà reconnu les
auteurs anciens.

Les Français rétablirent en 1836 un blockaus,
nommé du Moulin, au pied du Sokerstein, afin
d'empêcher les Arabes de venir couper l'eau à la
ville et pour garder en même temps les moulins

et les jardins de la troupe qui se trouvaient entre ces rochers et le Méchouar.

A l'ouest de la ville, du côté du Mansourah, on voit tomber en cascade, du haut du roc de Lella-Setti, une masse d'eau qui paraît aussi considérable que le corps d'un homme et qui fournit de l'eau à Tlemcen et à ses environs, après avoir fait tourner douze moulins.

Outre ces divers ruisseaux, précieuse ressource pour la ville de Tlemcen, on voit jaillir beaucoup de sources dans sa banlieue. Ces eaux servent à alimenter plus de deux cents fontaines et beaucoup de puits qui existent dans l'intérieur de cette ville, autrefois si peuplée.

En examinant les qualités physiques et chimiques de cette eau, on reconnaît qu'elle possède toutes les propriétés nécessaires pour être bonne : ainsi, elle est claire, limpide, inodore, insipide, suffisamment aérée; elle cuit bien les légumes, dissout le savon sans former plus de grumeaux que celle de la Seine, et se comporte à peu-près comme celle-ci, lorsqu'on la traite par les réactifs chimiques. Elle jouit, en outre, d'une qualité très-précieuse dans ce pays, savoir celle de conserver une température constante, modérée; de sorte que l'été, elle n'est jamais assez fraîche pour faire mal quand on la boit à la source, le corps étant en sueur ; et l'hiver, elle est agréable au palais par sa température douce quand on la porte à la bouche, et paraît plus chaude que froide quand on y plonge les mains. Cette température modérée et constante me paraît confirmer l'opinion des auteurs qui croient qu'elle traverse un canal souterrain assez profondément situé dans la montagne.

La végétation est belle dans cette province, elle est même admirable dans la banlieue de la ville et dans les vallons et les gorges des montagnes. On y trouve des noyers d'une grosseur prodigieuse, des cerisiers, des pommiers, des poiriers, des pruniers, des néfliers, des amandiers, des abricotiers, des pêchers, des ormes, des frênes, des peupliers d'Italie d'une grande hauteur, des sureaux et d'autres arbrisseaux qui rappellent les productions d'Europe ; non loin de là, croissent le citronnier, le figuier, le jujubier, le grenadier, l'olivier, le laurier rose et celui d'Apollon, le lentisque, le caroubier, le micocoulier, etc..., liés entre eux par la vigne sauvage et sous lesquels on foule l'angélique, l'acanthe, la lavande, l'asphodèle, le narcisse et la violette, qui fleurit en plein air dans le mois de décembre. Au-dessous des arbres fruitiers, les indigènes cultivent avec succès les céréales et les légumes qui viennent dans l'Algérie et dans notre pays. La vigne y pousse très-bien ; il y avait autrefois beaucoup de vignobles entre la montagne et la ville; il y en a encore quelques-uns aujourd'hui. Dans l'intérieur de la ville, la plupart des cours en possèdent un ou deux ceps d'une grosseur considérable, qui fournissent, pendant la belle saison, un ombrage salutaire et un fruit délicieux. Les raisins sont de très-bonne qualité et fort sucrés; on peut en faire du bon vin, comme je l'ai prouvé cet automne en mettant en cuve du raisin écrasé et en le faisant fermenter. J'ai ainsi obtenu 60 litres de vin blanc sec, se rapprochant de celui de Grave, et 100 litres de bon vin rouge, foncé en couleur et doué d'une force suffisante. Des échantillons de ce vin ont été envoyés à l'Intendance et au général Bedeau qui en a fait goûter à M. le lieutenant-général Fabvier, lors de son inspection à Tlemcen.

Dans certains endroits le pays est boisé, et l'on y rencontre des bois de chênes et beaucoup de chênes à liége.

Le pays est fertile en orge et en blé; il servait autrefois de grenier à Oran.

On y élève de beaux chevaux et beaucoup de bœufs, de vaches, de brebis, de chèvres, de mulets, d'ânes et de chameaux.

L'industrie y est peu développée ; cependant on y fait des étoffes de laine et même de toile commune, de la sellerie et autres objets nécessaires pour l'usage personnel des Arabes, comme on le verra plus loin.

Le territoire de Tlemcen est partagé, pour l'administration, en deux grands arrondissements, l'un à l'est et l'autre à l'ouest. Il contient environ 100,000 habitants.

Ville de Tlemcen et banlieue.

La ville de Tlemcen est bâtie sur un des contreforts au nord du petit Atlas et du plateau central qui sépare le désert des terres cultivables. Elle est dominée au sud par de hautes montagnes dont la plus élevée est celle de El-Nador, située à plus de 600 mètres au-dessus du niveau de la mer, d'où la vue s'étend jusqu'à Oran ; à 8 kilom. dans la même direction sud, on découvre le désert qui n'est qu'à deux journées de marche. Au-dessous du piton de Nador est la montagne du Djébel Tierné, dominant le plateau de Lella-Setti, qui se termine vers le nord en une pente brusque de roc vif, à laquelle se rattache, par une dépression plus douce et couverte d'une bonne terre végétale, la plaine inclinée et onduleuse où est assise la ville de Tlemcen.

Elle est située à 300 mètres au-dessus du niveau de la mer. Sa longitude, suivant le méridien de Paris, est de 3°, 6 ouest, et sa latitude de 35° nord, d'après les dernières cartes envoyées du ministère de la guerre.

Sa superficie était autrefois très-grande, elle avait alors une enceinte de plus de 5000 mètres de développement, dont il reste encore beaucoup de murs et de tourelles; la nouvelle enceinte, qui embrasse à peine le tiers de l'espace renfermé par l'ancienne, est abattue dans beaucoup d'endroits; on répare aujourd'hui ses brèches afin d'enfermer complétement la ville pour la défendre contre les Arabes, et pour faciliter la perception de l'octroi. Cette nouvelle enceinte s'arrête vers l'est à un escarpement qui la protége; le sud-ouest en est la partie la plus faible. Elle est en pisé, flanquée de tours, souvent interrompue, sans fossés et terrassée sur les faces est et ouest; elle a, sur l'est, un angle rentrant précédé d'une demi-lune. Il y a un ravin à l'est et à l'ouest de Tlemcen.

La ville est mal percée, les rues sont étroites, souvent couvertes de bâtisses et rafraîchies par de nombreuses fontaines. Pendant la mauvaise saison dernière, les pluies avaient tellement endommagé les rues qu'il était difficile d'y passer; depuis lors, la commission administrative les a fait réparer et encaisser avec de vieilles briques cassées exprès en morceaux.

Tlemcen a plusieurs portes, la principale est celle qui conduit à Oran et à Mascara.

On compte, à Tlemcen, un assez grand nombre de mosquées, la plupart petites; la principale est au centre de la ville, le minaret en est remarquable; elle est très-spacieuse et a servi à loger plusieurs mille hommes lors de l'arrivée des Français dans cette ville.

Il y a, dans la ville, plusieurs caravansérails et un bazar, nommé Kiseria, dont les rues se coupent à angle droit : les doubles rangées de boutiques que l'on trouve dans ce dernier sont presque exclusivement réservées au marché des haïcks (manteaux de laine).

Auprès de ce bazar, est la maison du Beylick, où l'on a fait une caserne de cavalerie; on y loge aussi une partie de l'infanterie : c'est dans ce lieu que l'on a trouvé des pierres portant des inscriptions latines.

La construction des maisons est la même que dans le reste de l'Algérie; elles n'ont généralement qu'un étage, cependant beaucoup d'entre elles ont un premier, et possèdent, dans le milieu de la cour, une fontaine ombragée par des vignes ou des citronniers.

(13)

La citadelle de Tlemcen, nommée Méchouar,
est située au sud de la ville, qu'elle touche, mais
qu'elle ne domine qu'incomplétement.

Le Méchouar renferme les casernes d'artillerie et du génie, la manutention militaire, la plus
grande partie des magasins de l'administration
de la guerre, le bureau de la poste et du trésor,
l'hôpital militaire et les logements de la sous-in-
tendance, des officiers de santé et des diverses
administrations militaires. On a créé un parc couvert en planches pour les bestiaux de l'administration, et un abattoir militaire immédiatement
en dehors de la porte du sud du Méchouar.

En attendant que l'on puisse loger toute la
garnison dans l'intérieur du Méchouar, on l'a
mise en ville où elle occupe des groupes de maisons réparées; afin de pouvoir les habiter, on a
été obligé d'y créer des portes, des fenêtres et de
refaire la plupart des toitures. Les officiers sont
logés dans des pavillons militaires fort propres et
situés à proximité de la troupe.

A l'est et à côté du Méchouar, on a fait, avec
une immense maison qui avait appartenu à Mus-
tapha, une superbe caserne composée d'un rez-
de-chaussée et d'un premier étage couvert en
planches. L'édifice est carré, et renferme au milieu un grand bassin d'eau.

En visitant les casernements de la troupe, on reconnaît que les chambres sont trop petites pour le nombre d'hommes qu'elles doivent contenir, et que beaucoup sont humides, obscures et sans ouvertures suffisantes pour renouveler l'air vicié pendant toute la durée d'une nuit d'hiver, par le séjour d'une trop grande quantité de personnes. Cette viciation de l'air est encore augmentée, pendant la mauvaise saison, par la fermeture de toutes les ouvertures qui pourraient donner entrée à l'air extérieur, tandis que cet inconvénient n'existe pas l'été, époque à laquelle les militaires laissent toutes les portes et fenêtres ouvertes. On s'aperçoit facilement de cette viciation de l'air des chambrées en y entrant la nuit ou le matin.

L'hôpital militaire est situé dans la partie ouest du Méchouar ; il occupe une grande étendue de terrain et renferme plusieurs corps-de-logis, formés en partie par des maisons arabes restaurées, parmi lesquelles on voit celle où logeait Abd-el-Kader pendant son séjour à Tlemcen.

A l'entrée de l'hôpital, après la loge du portier, la chambre du chirurgien de garde et le bureau des entrées, s'offre une large avenue sur laquelle s'ouvrent les entrées des diverses maisons ; au milieu de sa longueur, elle se réunit avec une grande cour carrée plantée d'arbres, enfin elle aboutit au pavillon des officiers. Dans cette promenade, on a la vue des montagnes du sud, dont les pentes, revêtues de verdure pendant presque toute l'année, ont, durant l'hiver, leurs sommets souvent couverts de neige ou de glace.

L'hôpital se compose de plusieurs bâtiments carrés ayant un premier étage et des corridors à galeries couvertes au rez-de-chaussée : disposition favorable, en ce qu'elle fournit un abri contre le soleil ou la pluie, selon la saison. Il y a en outre trois autres maisons qui n'ont qu'un rez-de-chaussée; la pharmacie et la salle de bains sont de ce nombre, elles sont situées au centre de l'hôpital. Sur un des côtés de la grande cour, s'élève un beau minaret et une belle mosquée, transformée eu une grande et belle salle de fiévreux, pouvant aisément contenir 60 lits. On y a mis deux poêles pour chauffer les malades pendant la mauvaise saison. Chacun des corps-de-logis contient une petite cour, au milieu de laquelle s'élève un bassin avec jet d'eau.

La majorité des salles ne renferme que 8 malades; il y en a cependant deux de 40 lits et une de 24, outre la mosquée. Les lieux d'aisance sont à proximité des salles et sont lavés constamment

par une eau courante qui entraîne les matièr‹
dans un égout.

A l'extrémité sud de l'avenue est le pavillo‹
des officiers malades, composé de 2 chambr‹
basses et de 3 au premier ; elles contiennent
lits ; il s'y trouve une cour avec bassin, lieu‹
d'aisance et un petit jardin.

En face de ce bâtiment, dont ils sont séparé‹
par une ruelle, sont les logemeuts des offi‹
ciers de santé et d'administration, les maga‹
sins du matériel et de lingerie et la buanderie‹

La cuisine se trouve au centre de l'hôpital
derrière la mosquée et la pharmacie.

L'hôpital peut aujourd'hui contenir près d‹
400 lits ; il sera possible d'en mettre 500, quanc‹
on aura achevé les bâtiments qui restent à cons‹
truire.

Le matériel de l'établissement est bien pourvu;‹
les literies sont en belle laine neuve; les vivres‹
sont de bonne qualité, bien préparés, et le ser‹
vice administratif s'y fait bien. On peut dire, sans‹
crainte d'exagérer, que les malades y sont aussi
bien soignés que dans les hôpitaux de France.

La commission administrative de la ville, dont
le médecin en chef de l'hôpital militaire fait par‹
tie, travaille sans cesse au bien-être de la ville.

Les environs de Tlemcen sont couverts d'une

forêt d'oliviers, d'une force de végétation qu'on ne retrouve que dans la province de Bone, et qui ceignent la ville dans un demi-cercle qui s'étend de l'est à l'ouest en passant par le nord. On en estime le nombre à plus de 100,000. On y trouve aussi une grande quantité des autres arbres fruitiers que j'ai déjà indiqués.

A l'ouest de la ville, à une distance de 1600 mètres et à peu près au niveau du Méchouar, est une vaste enceinte carrée nommée Mansourah, de 900 mètres sur 700, entourée d'une muraille, couronnée de créneaux et bordée d'une banquette étroite. Des tours carrées sont distribuées de 30 mètres en 30 mètres; il y a quatre portes qui se correspondent sur les quatre faces.

Le reste de l'intérieur du Mansourah n'est qu'un vaste champ, où l'on ne trouve aucune trace d'habitation; il contient deux bonnes sources d'eau et un ravin. A l'extérieur, entre la face sud et le pied de la montagne, on voit les ruines d'un bâtiment carré, et au-delà, des jardins arrosés par les sources qui viennent du plateau de Lella-Setti.

L'intérieur du Mansourah, qui passe pour avoir été une ville, a été occupé postérieurement par l'armée d'Abou-Hassan, qui comman-

2

dait les Marocains pendant le siége de Tlemcen.

Entre le Mansourah et la ville, on rencontre un vaste bassin rectangulaire, actuellement à sec, qui a 200 verges de longueur sur 100 de largeur ; il est construit en pierres de taille et servait autrefois de réservoir d'eau ; on s'y promenait en bateau, et il paraît que les anciens chefs y faisaient apprendre à leurs sujets l'art de la navigation et de la natation.

Il y a encore aux environs de la ville et du côté de la montagne, plusieurs bassins plus petits qui servaient de réservoirs d'eau et qui maintenant sont sans usage.

Entre le Méchouar et les montagnes du sud, on a créé d'immenses jardins où les soldats cultivent avec le plus grand succès tous les légumes d'Europe pour leur usage personnel ; leur produit suffit aux besoins de la garnison. L'administration de la guerre a fait semer aux environs de la ville 2 ou 300 hectares de terre en blé et en orge, afin d'assurer les approvisionnements de la garnison ; on espère que la récolte, réunie à la dime que payeront les Arabes du territoire, sera plus que suffisante pour nourrir tout le corps d'armée de Tlemcen.

La ville se divisait autrefois en quatre quartiers ; on distingue encore aujourd'hui le quartier des

juifs qui est sur la place du Méchouar et au centre
de la ville, celui des coulouglis qui est répandu
dans l'ouest de Tlemcen et celui des hadars (arabes) qui en occupe l'est. La population de Tlemcen était autrefois très-considérable, et s'élevait,
selon de vieilles traditions, à 200,000 habitants,
parmi lesquels on comptait 80,000 cavaliers dont
les chevaux étaient couverts d'or ou d'argent.

Dans un temps moins ancien, en 960 après
Jésus-Christ, on y comptait 16000 maisons ha-
bitées; il s'y tenait alors un des plus riches mar-
chés de l'Afrique en tibbar (poudre d'or), esclaves, musc, civettes et ambre gris.

On ne connaît pas aujourd'hui d'une manière
positive la population de la ville, on croit cependant qu'elle s'élève à 1500 juifs, 3000 coulouglis
et 3500 hadars. On y voit aussi des turcs, des habitants de la plaine ou de la montagne, des nè-
gres libres ou esclaves.

Les habitants de la ville sont généralement
forts, d'une taille moyenne et d'une bonne santé;
les enfants y sont beaux, gros, ont le teint frais
et la peau aussi blanche que celle des Européens;
avec l'âge leurs traits perdent de leur beauté, leur
figure maigrit et s'allonge, leur teint brunit,
mais il reste cependant plus blanc que dans les
autres parties de l'Algérie; ils ne diffèrent pas de

leurs compatriotes sous le rapport de l'habillement, des costumes, des mœurs et de la religion.

Les Arabes des environs, qui apportent des grains ou des denrées au marché, sont en général de haute stature, forts et bien faits. Parmi les habitants de la cité, on rencontre cependant des personnes scrofuleuses, bouffies, à teint terreux et affectées de maladies des yeux.

Quant aux moyens de communication du pays, ils consistent en une route principale de Tlemcen à Oran, et en quatre chemins, qui, partant tous de la première de ces deux villes, vont se rendre à Mascara, à Ouchydah (Maroc), à Nédromah, et au Sahara par le Gour.

La route de Tlemcen à Oran, depuis la construction par les Français des ponts de l'Isser et du Rio-Salado, ne présente plus que quelques difficultés inhérentes à la nature argileuse du terrain, pendant la saison des pluies. Les pentes ont été rachetées et les attelages peuvent les gravir sans doubler. Quand la route aura été empierrée sur tout son parcours, les transports par voiture s'effectueront même pendant l'hiver : alors, en été seulement les étapes devront être calculées pour faire station auprès des cours d'eau et des sources. On en trouve à partir de Tlemcen, à la Salsif, à l'Amier, à l'Isser, au

Bridge, au Rio-Salado, au Dgerf-el-Garab, à Témouchent, à Elmeria, à Bridia et à Misserghin.

Le chemin de Tlemcen à Mascara parcourt un pays généralement découvert et peu accidenté; l'infanterie, la cavalerie et l'artillerie de montagne peuvent le suivre sans rencontrer de grands obstacles; les voitures toutefois ne pourraient y passer sans travaux aux berges des ruisseaux et des rivières, et les rampes nécessaires seraient bientôt établies. On trouve de l'eau sur cette route à Zdiga, au gué de Meckerra Orteb sur l'Isser, à Aïn-el-hadjar chez les Oulad-Zaïer, à la Meckerra chez les Hazedge.

Les chemins de Tlemcen à Ouchdah, à Nédromach et au Gour sont peu praticables aux voitures actuellement; on y trouve abondamment de l'eau partout.

Climat de Tlemcen.

La salubrité d'une contrée aussi accidentée doit varier nécessairement selon que l'habitation a lieu au sommet des montagnes, sur leurs pentes, dans les vallons, les gorges, les plaines et le voisinage des eaux courantes ou stagnantes. Mon intention n'est pas de décrire théoriquement les différences qu'il doit y avoir à cet égard selon ces diverses localités, je me bornerai à étudier le climat de Tlemcen et je dirai quelques mots des maladies qui ont atteint nos soldats pendant leur séjour aux camps du Rio-Salado et de l'Isser.

Les habitants de la province d'Oran citent pour sa salubrité et la bonté de ses eaux la ville de Tlemcen; ce qui confirme l'adage suivant des anciens : *ubi bonæ sunt aquæ, ibi bonus est aer; ubi malæ, ibidem est aer.*

La garnison française, composée de 600 hommes volontaires, qui est restée pendant 18 mois, dans la citadelle de Tlemcen, a pu confirmer par l'expérience la vérité de cette opinion; en effet, malgré les privations nombreuses qu'elle a éprouvées par suite du manque de vivres et d'argent, elle n'a perdu, pendant ce temps, que sept hommes, presque tous ivrognes.

La salubrité de Tlemcen s'explique très-bien quand on examine la position admirable dans laquelle est située cette cité, qui semble une oasis dans le désert, quand on vient d'Oran pendant l'été, époque où tout le pays que parcourt la route paraît désert et desséché par le soleil.

La position élevée de la ville à 300 mètres au-dessus du niveau de la mer, son exposition au nord, la présence d'une grande quantité d'eau, l'entourage d'une belle végétation au milieu de laquelle on a peine à la distinguer, et un sol cultivé depuis des siècles, suffisent pour lui assurer une grande salubrité.

Sa situation à la base et au nord du plateau de Lella-setti et du piton de Nador, la préserve des vents du sud et du désert (Siroco); condition favorable dans un pays chaud, ainsi que Tournefort l'a remarqué dans son voyage au Levant. Il faut faire observer aussi que la ville est assez éloignée du pied de la montagne pour que la chute d'avalanches et de trombes ne puisse y causer d'accidents.

La présence d'une grande quantité d'eau, répandue à la surface de son sol, tempère, par son évaporation constante, la chaleur du climat et entretient la vie et la fraîcheur de la végétation qui entoure la ville et sert à purifier l'air, en même temps qu'à empêcher le desséchement excessif de la terre et de ses produits herbacés. Les plantations ont encore l'avantage d'attirer les pluies, ainsi que cela a été reconnu dans la haute Égypte, depuis que Méhémet-Ali y a fait planter beaucoup d'arbres.

Le sol que recouvre Tlemcen est formé par

une couche épaisse de bonne terre cultivée depuis longtemps, de sorte qu'il ne s'en échappe aucun miasme délétère; on ne voit non plus, dans la banlieue, aucun marais, ni étang qui puisse vicier l'air. Enfin les abattoirs et les cimetières sont placés en dehors de l'enceinte de la ville. Le climat de Tlemcen est rude et froid et se rapproche de celui du midi de la France. Pendant l'hiver, il y tombe beaucoup de neige et de pluie, tandis que l'été y est assez chaud, ainsi que nous le verrons tout-à-l'heure.

En l'année 1836, pendant le séjour que firent les Français à Tlemcen, il tomba à plusieurs reprises de la neige, qui resta jusqu'à 14 jours à l'état de congélation. Plus tard, lorsque nous en prîmes possession, le 26 janvier 1842, on trouva un pied de neige dans les rues; après être restée plusieurs jours ainsi, elle fondit et fut remplacée par des pluies abondantes, qui alternèrent souvent avec la chute de la neige. Les pluies et le mauvais temps durèrent pendant les mois de février, mars, avril, et les premiers jours de mai; ils furent alors remplacés par de la sécheresse et du beau temps qui persistèrent jusqu'au 26 septembre; il est vrai de dire que, pendant la mauvaise saison, le soleil a déjà une certaine force et qu'il vient ranimer, par son apparition momentanée dans le milieu du jour, les membres engourdis par le froid et l'humidité. Pendant l'intervalle de beau temps qui dura jusqu'à la fin de septembre, il survint quelquefois le soir des orages accompagnés d'éclairs, d'éclats de tonnerre, et de la chute de quelques gouttes d'eau. Ce phénomène eut lieu d'abord les 10, 11, 26, 27 et 28 juillet, puis à la mi-août et à la mi-septembre. Le 26 de ce dernier mois, il tomba une pluie froide, accompagnée d'un grand abaissement de température, qui durèrent jusqu'au 28; la pluie cessa alors pour reprendre, le 18 octobre, avec un orage; elle continua ensuite jusqu'au 25 avec des intervalles de beau temps.

Pendant le mois de novembre, il plut les 8, 9, 21, 22, 26 et 28. Le temps se remit ensuite au beau jusqu'au 6 décembre, jour de pluie. Il survint ensuite pendant la nuit, depuis le 16 décembre jusqu'à la fin du mois, des froids assez intenses pour congeler l'eau qui était dans la cour de l'hôpital : on trouva même un jour de la glace sur la place du méchouar à 5 heures du soir. Les 26, 27 et 28, il tomba de la neige fondue et de l'eau. Le temps se mit ensuite au sec et à la gelée pendant la nuit, jusqu'au 16 janvier, jour où il tomba une averse considérable. Le lendemain il fit très beau et il survint des gelées blanches toutes les nuits jusqu'au 22 et 23 , journées pendant lesquelles il plut un peu; à dater de cette époque , il fit un temps superbe jusqu'à la fin du mois, au point qu'on vit le mercure monter, le 31 janvier, à 19° à midi à l'ombre. Le 4 février 1843, il tomba de la neige à gros flocons, il gela pendant la nuit et le thermomètre marquait zéro à 9 heures du soir la veille et 1 degré $+$ 0 à 8 heures du matin. Dans la même journée il tomba de gros morceaux de grêle. Ensuite le temps se remit au beau et à la chaleur jusqu'au 16, jour pendant lequel il s'éleva un vent orageux très-violent, très-chaud, venant du sud, qui dura jusqu'au 18 au soir, et fut alors remplacé par une forte pluie qui cessa le 19 et fut remplacée par le beau temps.

Pendant l'année 1842 la chaleur ne fut pas très-considérable , puisqu'elle n'atteignit 39° $\frac{1}{2}$ thermomètre centigrade à l'ombre, que le 25 juin à 2 heures de l'après-midi ; l'époque à laquelle elle se maintint au point le plus élevé, dura depuis le 20 juin jusqu'au 8 juillet, intervalle où elle fut entre 37°, 38° et 36°, à 2 heures : j'ai observé qu'à Tlemcen le moment de la plus haute température est entre midi et 2 heures.

En jetant un coup d'œil sur les tableaux d'observations thermométriques (1) on voit qu'à Tlemcen, l'hiver est froid, surtout pendant les nuits qui sont souvent glaciales, et que le soleil, qui brille fréquemment dans le milieu du jour, a assez de force pour échauffer suffisamment l'air et rendre son contact agréable ; on reconnaît aussi que le froid le plus vif s'est fait sentir le 28 décembre, jour où il soufflait un fort vent de nord-ouest accompagné de neige et de pluie, ce qui fit descendre le mercure à 1° à midi : seul jour où j'aie observé un aussi grand abaissement de température.

La situation élevée de la ville de Tlemcen au pied de hautes montagnes, la rend très-accessible aux moindres vents qui s'élèvent dans la plaine, et viennent souffler avec bruit, en se brisant contre les rochers. La brise de mer se fait sentir

---

(1) Le défaut d'espace a empêché d'insérer ici ces tableaux dressés avec beaucoup de soin par M. Cambay. Voici cependant les *maxima*, les *minima* et les moyennes des 10 mois d'avril 1842 à janvier 1843 : avril : *maximum* + 24°, *minimum* + 8°, moyenne + 14° Mai : id. + 29, + 13, + 20 = Juin, + 39 1/2, + 29 1/2, + 35. = Juillet + 38, + 29, + 33 = Août : + 35, + 24, + 28 = Septembre : + 32, + 14, + 25 = Octobre, + 28, + 14, + 21 = Novembre + 27, + 5, + 16 = Décembre : + 16, + 1, + 11 = Janvier 1843 + 19, + 8, + 11. N. D. R.

après onze heures et cause, l'été, une sensation
très-agréable de fraîcheur au voyageur qui se
rend de la plaine à la ville. Après 3 heures de
l'après-midi, la température baisse sensiblement
jusqu'à la nuit : celle-ci est fraîche l'été et très-
froide pendant l'arrière-saison ; les rosées sont
abondantes toute l'année.

Les vents dominants sont, dans l'été, ceux
d'est et du nord souvent réunis; et, dans la mauvaise saison, ceux d'ouest directs ou tirant du
sud , ceux du Nord ou du nord-ouest. Le vent
venant directement du sud ne peut pas atteindre
la ville, il passe au-dessus d'elle, à cause des
montagnes qui l'abitent de ce côté; circonstance
très-favorable, en ce qu'elle la préserve du siroco,
dont l'influence délétère est si pernicieuse pour
les habitants de l'Algérie. Quelquefois cependant
on sent un vent très-chaud au moment où il sur-
vient des orages, ce qui n'est pas arrivé souvent
cette année, pendant la durée de laquelle on n'a
pas observé d'ouragan. Dans le cours de l'été, le
ciel se couvrait quelquefois le soir de nuages
sombres, on entendait alors gronder au loin le
tonnerre, qui allait probablement éclater sur les
montagnes pendant la nuit, et l'on voyait le lendemain le ciel redevenu clair et serein.

Les divers mois de l'année peuvent se ranger,

ous le rapport de la température, dans l'ordre
qui suit, en commençant par ceux qui ont été les
plus chauds; ce sont : juin, juillet, août, septembre, octobre, mai, novembre, avril, décembre et
janvier; je ferai observer que l'on supporte facilement la chaleur des mois de juin, juillet et
août, parce que l'air est souvent rafraîchi par
la brise et la fraîcheur des nuits, et que l'absence
du siroco la rend très-tolérable. Le manque
d'instruments m'a empêché de faire des observations barométriques.

Le climat de tout le territoire de Tlemcen n'est
pas aussi sain que celui de la ville, parce qu'il
n'est pas abrité, dans toute son étendue, contre le
vent du désert; aussi ces parties non abritées doi-
vent-elles être exposées à toutes les influences
morbifiques qui sévissent dans toute l'Algérie ;
c'est du reste ce qui a eu lieu aux camps du Rio-
Salado et de l'Isser, où presque tout le monde a
été atteint de fièvres graves soit immédiatement,
soit après avoir quitté le camp. Quoiqu'il pa-
raisse extraordinaire, au premier abord, que des
personnes ayant abandonné une localité soient
atteintes plus tard des mêmes fièvres qui y ré-
gnaient pendant leur séjour, cependant cela a
déjà été observé en Algérie et antérieurement
pendant les campagnes de l'empire. M. Ferrus

rapporte, à ce sujet, que des hommes d'un régiment de la garde cantonnés à Breskens et à l'Ile de Walkeren près Anvers, qui n'avaient pas été atteints, dans ces lieux, des fièvres intermittentes qui y étaient endémiques, furent, plusieurs mois après, pendant qu'ils étaient en Pologne, pris de fièvres ayant absolument les mêmes symptômes et la même gravité.

Afin de faire connaître les maladies de Tlemcen, je vais donner les tableaux suivants qui comprennent toute l'année 1842.

RÉCAPITULATION GÉNÉRALE.

CLASSEMENT DES MALADIES.	Existants le 6 mars.	Entrés.	Sortis par billet.	Sortis par évacuation.	Morts.	Restants le 31 décembre à minuit.
1° Affections endémo-épidémiques de 1re invasion.	7	1079	924	53		68
2° Affections endémo-épidémiques récidivées.	8	648	542	39		23
3° Affections sporadiques ou intercurrentes.	12	746	617	20	49	72
4°—Chroniques consécutives aux endémo-épidémiques.	3	156	31	18	49	11
5°—Chroniques consécutives aux intercurrentes.	2	37	23	5	7	4
	32	2666	2137	135	198	178
TOTAL.	2698		2698			

MORTALITÉ.

Sur les entrants et les restants, 2698. — Morts 198. — Proportion, 1 sur 13, 62 : il faut observer qu'il y a eu 7 malades écrasés par la chute d'une terrasse, qui sont morts tout de suite ou peu après. Proportion, sur 100 malades, 7, 3.

Sur les sortants, 2322. Morts 198. — Proportion, 1 sur 11,72 ou 8,53 sur 100.

Sur la moyenne de la garnison, 4500 hommes: Morts, 198. — Proportion, 1 sur 22,72 ou 4,9 sur 100

MALADIES.	Total du mouvement de l'hôpital militaire depuis le 6 mars jusqu'au 30 juin.					JUILLET.			
	Existants le 6 mars.	Entrés par billet.	Sortis par billet.	Sortis par Evacuation.	Morts.	Entrés par billet.	Sortis par billet.	Sortis par Evacuation.	Morts.
1° *Affections endémo-épidémiques de 1re invasion.*									
Fièvres tierces simples	»	93	19	»	»	15	5	»	»
» » compliquées d'ascite.	»	5	5	»	»	»	1	»	»
» » » de gastro-entérite.	»	10	9	»	»	5	3	»	»
» » » de diarrhée.	1	11	9	»	»	4	3	»	»
» » » de stomatite.	»	6	6	»	»	1	»	»	»
» » de céphalalgie.	»	»	»	»	»	»	»	»	»
» » de bronchite.	»	»	»	»	»	»	»	»	»
Fièvres quotidiennes simples	»	26	24	»	»	14	6	»	»
» » compliquées de gast.-enterite.	»	5	5	»	»	16	9	»	»
» » » de diarrhée.	»	10	9	»	1	6	5	»	»
» » de bronchite.	»	4	4	»	»	»	»	»	»
» » de stomatite.	»	7	7	»	»	»	»	»	»
» » d'engorgement de la rate.	»	5	4	»	1	»	»	»	»
Fièvres pernicieuses méningiennes.	»	2	»	»	2	4	»	»	»
» » comateuses.	»	»	»	»	»	1	»	»	1
» » cholériques.	»	»	»	»	»	1	1	»	»
Fièvres rémittentes simples.	»	4	5	»	»	4	2	»	»
» » compliquées de gast.-entérite.	»	7	3	»	»	21	9	»	1
» » de gastro-entérite typhoïde.	»	»	»	»	»	2	»	»	»
Fièvres speudo-continues, gast.-entérites	»	»	»	»	»	9	5	»	1
Diarrhées simples.	2	40	40	»	2	13	5	»	»
» compliquées de bronchite.	1	11	12	»	»	»	»	»	»
» » d'ascite.	»	5	5	»	1	1	2	»	1
» » de stomatite.	»	14	15	»	1	1	1	»	»
» » d'engorgement. du foie.	1	8	7	»	»	2	2	»	»
» » de pneumonie.	»	2	2	»	»	»	»	»	»
» de gastro-entérite typhoïde.	»	9	7	»	»	»	1	»	»
Dysenteries simples.	1	45	35	»	5	24	12	»	»
» compliquées d'engorg. du foie.	1	9	7	»	1	7	5	»	1
» » de bronchite.	»	4	4	»	»	»	»	»	»
» » de stomatite.	»	8	5	»	2	»	1	»	»
» « d'engorgement de la rate.	»	1	1	»	»	»	»	»	»
TOTAL.	7	279	241	»	16	149	76	»	5
2° *Affections endémo-épidémiques récidivées.*									
Fièvres tierces simples.	1	29	23	»	»	11	10	»	»
» compliquées de diarrhée.	»	11	9	»	1	2	2	»	»
» » de gastro-entérite.	»	4	4	»	»	5	3	»	»
» » d'ascite, hydropisie.	»	5	4	»	»	»	1	»	»
» » d'engorgement du foie.	»	6	4	»	»	2	2	»	»
» » de stomatite.	»	4	3	1	»	»	»	»	»
» » de bronchite.	»	10	9	»	»	»	1	»	»
» » d'engorg. de la rate.	1	2	3	»	»	»	»	»	»

Mois.	SEPTEMBRE.				OCTOBRE.				NOVEMBRE.				DÉCEMBRE 1842				Restants le 31 décembre à minuit.
	Entrées par billet	Sortis par billet	Sortis par Évacuation	Morts	Entrées par billet	Sortis par billet	Sortis par Évacuation	Morts	Entrées par billet	Sortis par billet	Sortis par Évacuation	Morts	Entrées par billet	Sortis par billet	Sortis par Évacuation	Morts	
»	15	16	»	»	15	15	»	»	21	22	»	»	5	3	4	»	3
»	»	»	»	»	»	»	»	»	»	»	»	»	»	»	»	»	»
»	2	4	»	»	4	6	»	»	4	2	3	»	3	»	»	»	1
»	»	2	»	»	4	4	»	»	4	5	»	»	1	1	2	»	1
»	»	»	»	»	»	»	»	»	»	1	»	»	»	»	»	»	»
»	»	»	»	»	1	1	»	»	1	1	»	»	»	»	»	»	»
»	3	1	»	»	1	5	»	»	»	»	»	»	»	»	»	»	»
»	17	12	»	»	44	31	»	»	66	59	»	»	18	55	4	»	14
»	2	4	»	»	15	10	»	»	10	7	2	»	»	10	2	1	5
»	4	5	»	»	12	13	»	»	7	10	1	»	8	»	2	»	2
»	2	2	»	»	»	»	»	»	4	»	»	»	5	3	1	»	5
»	6	3	»	»	8	10	1	»	2	7	»	»	»	»	»	»	»
»	5	4	»	»	1	1	»	»	»	»	»	»	»	»	»	»	»
1	2	2	»	1	5	2	»	1	5	2	»	1	1	»	»	1	1
»	1	1	»	»	5	2	»	1	2	1	1	»	1	1	»	»	»
»	»	»	»	»	»	»	»	»	1	»	»	»	1	1	»	»	1
»	3	3	»	»	6	9	»	»	5	3	»	»	6	5	2	»	2
»	17	10	»	»	5	7	1	1	7	»	2	»	»	10	2	»	3
»	19	2	»	1	2	2	»	1	4	8	5	2	»	2	»	»	4
1	»	1	»	»	1	2	»	»	6	7	»	»	1	»	»	»	1
»	18	18	»	»	17	7	5	»	7	11	»	»	11	5	3	»	11
»	»	»	»	»	»	»	»	»	2	3	»	»	2	»	1	»	1
1	»	»	»	»	1	1	»	»	»	»	»	»	»	»	»	»	»
»	2	»	»	»	4	6	»	»	»	1	»	»	2	»	»	»	2
»	1	2	»	»	2	2	»	»	»	1	»	»	»	1	»	»	»
»	»	»	»	»	»	»	»	»	»	»	»	»	»	»	»	»	»
»	1	»	»	»	»	1	»	»	»	»	»	»	1	»	»	»	1
2	7	8	»	»	17	26	»	»	18	14	2	2	5	1	1	1	12
1	5	5	»	»	2	6	»	»	3	1	1	»	»	1	»	»	»
»	»	»	»	»	»	»	»	»	»	»	»	»	»	»	»	»	»
»	»	»	»	»	»	»	»	»	»	»	»	»	»	»	»	»	»
»	»	»	»	»	»	»	»	»	»	»	»	»	»	»	»	»	»
0	130	102	»	2	166	167	7	4	177	166	15	5	71	79	24	5	68
»	5	3	»	»	9	11	1	»	7	9	1	»	9	9	2	»	4
»	»	1	»	»	4	5	2	»	1	1	1	»	3	»	»	»	1
»	2	»	»	»	»	5	»	»	1	»	»	»	1	3	»	»	1
»	1	2	»	»	1	1	»	»	»	»	»	»	»	1	»	»	«
»	1	2	»	1	»	1	»	»	»	»	»	»	»	»	»	»	«
»	»	»	»	»	»	»	»	»	»	»	»	»	»	»	»	»	«
»	»	»	»	»	»	»	»	»	»	»	»	»	»	»	1	»	1
»	»	»	»	»	1	»	»	»	1	»	»	»	3	4	»	»	1

MALADIES.	Existants le 6 mars.	Total du mouvement de l'hôpital militaire depuis le 6 mars jusqu'au 30 juin.				JUILLET.				A...
		Entrés par billet.	Sortis par billet.	Sortis par évacuation.	Morts.	Entrés par billet.	Sortis par billet.	Sortis par évacuation.	Morts.	Entrés par billet.
2° Affections endémo-épidémiques récidivées.										
Fièvres quotidiennes simples	»	27	26	»	»	9	3	»	»	9
— — compliquées de diarrhée	»	20	16	»	1	1	2	»	»	2
— — — de gastro-entérite	»	8	4	»	1	»	2	»	»	4
— — — typhoïde	»	4	[illegible]	»	1	»	»	»	»	»
— — — d'engorgement de la rate	»	»	»	»	»	3	1	»	»	»
— — — de stomatite	»	9	8	»	»	»	1	»	»	»
— — — de bronchite	1	13	12	»	»	»	1	»	»	»
— — — de pneumonie	»	3	2	»	1	»	»	»	»	»
— — — de congestion cérébrale	»	»	»	»	»	»	»	»	»	»
Diarrhées simples	2	46	40	»	4	13	3	»	1	14
— — compliquées d'engorgement du foie	»	8	5	»	»	3	1	»	1	2
— — — d'ascite	»	1	»	»	1	»	1	»	»	»
— — — de bronchite	2	10	8	»	1	»	»	»	»	»
— — — de pneumonie	»	4	3	»	1	»	»	»	»	»
— — — de stomatite	»	16	11	»	4	»	»	»	»	»
Dysenteries simples	»	46	29	»	7	10	6	»	3	19
— — compliquées d'engorgement du foie	»	7	4	»	1	4	5	»	1	5
— — — d'engorgement de la rate	»	2	2	»	»	»	»	»	»	»
— — — de bronchite	»	6	6	»	»	»	»	»	»	»
— — — de pneumonie	1	2	2	»	»	»	»	»	»	»
— — — de stomatite	»	17	11	»	4	»	1	»	»	»
Totaux	8	220	252	1	28	63	46	»	6	70
3° Affections sporadiques ou intercurrentes aiguës.										
Congestions cérébrales aiguës	»	19	17	»	»	11	3	»	»	4
Encéphalo-méningites aiguës	1	5	2	»	4	1	1	»	»	2
Convulsions épileptiformes	»	»	»	»	»	1	1	»	»	»
Angines aiguës	»	7	5	»	1	1	»	»	»	2
Embarras gastriques	1	21	17	»	»	7	6	»	»	1
Gastro-entérites aiguës	»	10	10	»	»	19	6	»	1	11
Gastro-entéro-colites aiguës	1	20	18	»	»	4	2	»	»	9
Gastro-entérites typhoïdes	3	32	26	»	6	5	2	»	»	18
Gastro-entérites cholériques	»	»	»	»	»	1	1	»	»	»
Hypérémies du foie	»	24	14	»	1	2	2	»	»	1
Hépatites	»	8	7	»	1	13	5	»	2	6
Ictères sans altération organique	»	7	7	»	»	»	»	»	»	»
Péritonites aiguës	»	6	3	»	3	»	»	»	»	»
Pleurites aiguës	1	13	12	»	»	2	2	»	»	5
Laryngo-bronchites	»	»	»	»	»	1	»	»	»	1
Bronchites aiguës	2	20	20	»	»	10	3	»	»	»
Pleuro-pneumonies aiguës	2	14	11	»	3	1	1	»	»	»
Phthisies pulmonaires	1	16	13	1	3	»	»	»	»	»
Endo-péricardite	»	»	»	»	»	»	»	»	»	»
Apoplexie pulmonaire	»	1	»	»	1	»	»	»	»	»
Hypertrophie du cœur	»	»	»	»	»	»	»	»	»	»
Palpitations	»	7	6	1	»	»	»	»	»	»
Rhumatismes articulaires	»	3	3	»	»	»	»	»	»	1
Stomatites	»	21	20	»	»	1	»	»	»	»
Érysipèles, zonas, urticaires	»	»	»	»	»	2	»	»	»	»
Varioles, varioloïdes	»	2	2	»	»	»	»	»	»	1
Rougeoles	»	»	»	»	»	»	»	»	»	»
Otite et carie du rocher	»	»	»	»	»	»	»	»	»	»
Otites	»	»	»	»	»	»	»	»	»	»
Anasarque	»	6	5	»	»	»	»	»	»	»
Scorbut	»	1	1	»	»	»	»	»	»	3
Convalescents ou faibles	»	29	29	»	»	»	»	»	»	1
Névralgie	»	»	»	»	»	»	»	»	»	»
Mentagre	»	»	»	»	»	»	»	»	»	1
Total	12	292	245	2	23	82	35	»	3	67

	SEPTEMBRE.				OCTOBRE.				NOVEMBRE.				DÉCEMBRE. 1842.				Restant le 31 décembre.
	Entrés par billet.	Sortis par billet.	Sortis par évacuation.	Morts.	Entrés par billet.	Sortis par billet.	Sortis par évacuation.	Morts.	Entrés par billet.	Sortis par billet.	Sortis par évacuation.	Morts.	Entrés par billet.	Sortis par billet.	Sortis par évacuation.	Morts.	
»	11	2	»	»	23	19	2	»	6	16	»	»	7	10	»	»	3
»	1	»	»	»	6	8	»	»	4	2	2	»	»	1	1	»	»
»	»	»	»	»	6	2	»	»	4	6	»	»	1	2	1	»	2
»	»	»	»	»	3	4	1	»	2	2	1	»	2	»	»	»	2
»	»	»	»	»	»	»	»	»	»	»	»	»	4	3	»	»	2
»	»	»	»	»	»	»	»	»	»	»	»	»	»	2	»	»	»
»	5	»	»	»	1	1	»	»	2	»	»	»	»	1	»	»	»
»	8	8	»	»	9	12	»	1	4	5	2	»	6	»	1	»	4
»	»	»	»	»	2	1	»	»	»	1	»	»	»	1	»	»	1
»	»	»	»	»	»	»	»	»	»	»	»	»	»	3	»	»	»
»	»	»	»	»	»	»	»	»	»	»	»	»	»	1	»	»	»
2	16	5	»	3	2	2	»	»	»	1	»	»	1	7	»	2	3
2	4	»	»	1	4	3	»	»	1	»	2	»	»	»	»	»	1
»	»	»	»	»	»	»	»	»	»	»	»	»	»	»	»	»	»
»	»	»	»	»	»	»	»	»	»	»	»	»	»	»	»	»	»
»	»	»	»	»	»	1	»	»	»	»	»	»	»	1	»	»	»
»	»	»	»	»	»	»	»	»	»	»	»	»	»	»	»	»	»
»	1	»	»	»	1	1	»	»	»	»	»	»	»	»	»	»	»
5	**40**	**23**	**»**	**5**	**82**	**82**	**7**	**4**	**42**	**48**	**12**	**2**	**39**	**46**	**5**	**2**	**23**
»	15	6	»	»	7	6	1	»	8	9	2	»	6	16	»	»	5
2	»	»	»	»	»	»	»	»	»	»	»	»	3	1	»	1	»
»	»	»	»	»	1	»	»	»	1	2	»	»	1	1	»	»	2
»	2	2	»	»	1	2	»	»	»	»	»	»	2	3	»	»	»
2	2	1	»	»	23	42	4	»	12	13	»	1	6	8	»	»	7
4	33	11	»	»	6	8	1	»	2	3	»	»	6	»	»	»	7
4	4	6	»	2	12	22	1	1	3	10	1	2	5	»	»	»	5
»	16	7	»	»	»	1	»	»	»	»	»	»	3	»	»	»	3
2	1	3	»	»	5	4	»	»	1	2	»	»	1	5	»	»	1
»	1	3	»	»	»	5	»	2	3	2	»	»	4	1	»	»	2
»	6	»	»	»	»	»	»	»	»	»	»	»	»	»	»	1	4
»	2	4	»	»	1	2	»	»	3	2	»	»	4	2	1	»	2
»	1	1	»	»	»	»	»	»	2	1	»	»	2	2	»	»	17
»	12	13	1	»	6	5	»	»	8	4	1	»	11	5	»	»	2
»	2	3	»	»	»	»	»	1	»	»	»	»	2	»	»	1	2
»	»	»	»	»	»	»	»	»	»	»	»	»	»	»	»	»	»
»	1	»	»	»	2	3	»	»	1	1	»	»	»	1	»	»	1
»	2	2	»	»	»	1	»	»	»	1	»	»	»	1	»	»	2
»	1	»	»	»	»	4	»	»	»	1	»	»	7	5	»	»	8
»	3	»	»	»	16	7	»	»	5	10	»	»	2	»	»	1	2
»	1	»	»	»	»	3	»	»	»	»	»	»	2	1	»	»	1
»	1	»	»	»	»	1	»	»	»	»	»	»	»	»	»	»	»
10	**108**	**64**	**1**	**2**	**80**	**114**	**5**	**4**	**51**	**60**	**4**	**3**	**75**	**53**	**1**	**4**	**73**

MALADIES.	Total du mouvement de l'hôpital militaire depuis le 6 mars jusqu'au 30 juin.					JUILLET.				AOUT.				SEPTEMBRE.				OCTOBRE.				NOVEMBRE.				DÉCEMBRE. 1842.				
	Existants le 6 mars.	Entrés par billet.	Sortis par billet.	Sortis par évacuation.	Morts.	Entrés par billet.	Sortis par billet.	Sortis par évacuation.	Morts.	Entrés par billet.	Sortis par billet.	Sortis par évacuation.	Morts.	Entrés par billet.	Sortis par billet.	Sortis par évacuation.	Morts.	Entrés par billet.	Sortis par billet.	Sortis par évacuation.	Morts.	Entrés par billet.	Sortis par billet.	Sortis par évacuation.	Morts.	Entrés par billet.	Sortis par billet.	Sortis par évacuation.	Morts.	Restants le 31 décembre.
4° Affections chroniques consécutives aux maladies endémo-épidémiques.																														
Encéphalo-méningites chroniques	1	6	4	»	2	2	1	»	»	4	2	»	»	3	5	»	1	4	3	1	»	2	»	1	1	1	1	»	»	1
Engorgements des viscères abdominaux.	»	8	3	»	3	1	1	»	»	1	»	»	»	»	2	»	1	4	2	»	1	1	»	1	1	1	»	»	»	1
Ascites	»	7	4	1	1	2	»	»	3	1	1	1	»	2	»	»	2	1	»	1	1	1	1	1	1	»	»	»	»	»
Anasarques	2	26	16	»	7	7	9	»	1	9	1	4	3	»	»	»	1	5	3	»	1	5	1	1	1	4	»	1	»	3
Diarrhées chroniques	»	21	10	»	5	6	2	»	2	7	2	4	2	1	»	»	»	5	7	1	1	3	1	»	1	2	»	»	2	3
Dysenteries chroniques.	»	»	»	»	»	»	»	»	»	»	»	»	»	»	»	»	»	»	»	»	1	»	»	»	»	»	»	»	3	3
TOTAL.	3	68	37	1	18	18	13	»	6	22	6	9	5	6	7	»	5	19	15	3	5	12	2	4	5	8	1	1	5	11
5° Affections chroniques consécutives aux maladies sporadiques ou intercurrentes.																														
Gastro-entérites chroniques	»	»	»	»	»	2	1	»	»	2	»	»	»	2	1	»	»	»	»	»	»	1	»	»	»	1	»	»	»	»
Gastro-colites.	»	»	»	»	»	4	1	»	1	»	»	»	»	1	1	»	»	1	1	»	»	1	1	»	»	1	»	»	»	»
Hépatites.	»	»	»	»	»	2	»	»	1	2	1	2	1	»	»	»	»	»	1	»	»	1	»	1	»	1	»	»	»	1
Péritonites.	»	3	1	»	1	»	»	»	»	1	»	1	1	»	»	»	»	»	»	»	»	»	»	»	»	»	»	»	»	»
Bronchites	»	»	»	»	»	»	»	»	»	»	»	»	»	1	»	»	1	»	1	»	1	»	»	»	»	»	»	»	»	1
Pleurites avec épanchement	1	4	3	»	1	1	1	»	»	1	1	1	»	»	1	»	1	1	1	»	»	»	»	»	»	1	1	»	»	1
Pleuro-pneumonies chroniques.	1	4	4	»	»	»	»	»	»	»	»	»	»	»	»	»	»	»	»	»	»	»	»	»	»	»	1	»	»	1
TOTAL.	2	11	8	»	2	9	3	»	2	6	2	4	2	4	3	»	2	2	4	»	1	3	1	1	»	4	2	»	»	4
TOTAL GÉNÉRAL.	32	970	839	4	87	321	173	»	22	274	192	41	28	288	199	1	14	349	381	22	18	285	277	36	15	195	141	31	14	177

Lorsque je suis arrivé à Tlemcen pour prendre la direction du service médical, il était dirigé par M. Haspel qui continua à traiter une section de fiévreux jusqu'à la mi-novembre, époque de son départ pour Oran.

Les troupes françaises qui occupèrent Tlemcen à la fin de janvier 1842 eurent beaucoup à souffrir de la neige, du froid, des pluies, du manque d'abri et de chauffage, de l'humidité des logements, de l'encombrement des militaires dans les chambrées, et de l'insuffisance de nourriture. Il faut ajouter ici que l'hiver de 1841 à 1842 est cité, par les habitants de Tlemcen, comme ayant été plus rigoureux que d'habitude. La troupe a souvent été réduite à la simple ration, ce qui est insuffisant, surtout pendant les rigueurs de l'hiver, et lorsqu'elle ne peut acheter ni pain de soupe, ni légumes, ni vin. On a suppléé à cette insuffisance, pendant plusieurs mois, en augmentant la ration du soldat de 50 grammes de viande; malgré cela, il n'avait pas encore assez à manger puisqu'il achetait du pain de munition, le sien ne lui suffisant pas : ce n'est que pendant les chaleurs que sa ration lui suffit.

Les Français trouvèrent donc à Tlemcen un climat d'hiver semblable à celui de la France; mais qui leur sembla d'autant plus rude que les chaleurs des mois précédents les avaient rendus plus sensibles au froid et avaient diminué, chez eux, la force de résistance au froid, en rendant moins active la fonction de la calorification, ainsi qu'Edwards l'a prouvé dans son ouvrage sur *l'influence des agents physiques* sur les mammifères.

Il n'est donc pas étonnant que nos troupes aient été atteintes alors des mêmes maladies qu'elles auraient éprouvées en France; aussi vit-on régner, à cette époque, les bronchites, les laryngites, les pleurites et les pleuro-pneumonies, conjointement avec quelques diarrhées, dysenteries et gastro-entérites simples ou typhoïdes. Plus tard, il survint des fièvres intermittentes printanières, qui furent peu nombreuses et sans gravité.

Au fur et à mesure que les chaleurs augmentèrent, on vit se déclarer, en juin et en juillet, des congestions cérébrales, gastro-intestinales et hépatiques avec prédominance d'évacuations bilieuses par le haut et par le bas; en même temps, il se manifesta des hépatites aiguës qui eurent une grande tendance à se terminer par la suppuration et la mort. Cet ensemble de maladies avait déjà été signalé par Hippocrate qui l'exprime ainsi : *æstate sanguis adhuc viget, sed et bilis exaltatur* (1). C'est alors que survinrent aussi les em-

---

(1) Les écrits de cet homme immortel étant basés sur des

barras gastriques, les diarrhées et les dysenteries avec une grande tendance à se compliquer d'ulcérations dans la bouche.

Jusqu'alors, à part les maladies du foie et les dysenteries, qui furent plus fréquentes et plus graves qu'en France, on ne s'était pas aperçu, à Tlemcen, de l'influence du climat d'Afrique ; il fallait arriver à la mi-juillet pour reconnaître qu'une nouvelle complication morbide venait se sur-ajouter aux affections ordinaires : je veux parler d'un cachet tout particulier imprimé à toutes les maladies, qui prirent tout-à-coup les caractéres des affections de la saison épidémique d'Afrique.

Toutefois, elles ne revêtirent cette forme qu'après qu'il fut survenu un abaissement de température de plusieurs degrés : faut-il voir, dans ce phénomène, une cause ou une simple coïncidence? Je suis porté à croire qu'il y contribua au moins comme cause occasionnelle ; quoiqu'il en soit, je vais rapporter les faits afin que l'on puisse en juger.

Pour bien apprécier ce phénomène, je ferai

---

observations de maladies faites en Grèce, me semblent devoir être médités avec d'autant plus d'attention , que le climat de ce dernier pays se rapproche beaucoup de celui où je suis.

observer que, dans la recherche des causes pa-
thogéniques, il faut non-seulement examiner l'é-
tat de la constitution saisonnière présente, mais
encore avoir égard à celle qui a précédé; parce-
que l'expérience des anciens (Hippocrate, Sy-
denham, Huxham, Lepecq de la Clôture, etc.) a
prouvé que l'économie de l'homme est non-seulement influencée par la constitution atmosphérique régnante, mais qu'elle l'est encore par celle
qui a précédé, et qu'enfin souvent ces deux influences se combinent et impriment un caractère
particulier aux maladies. « *Non solum interest
quales dies sint, sed quales præcesserint.* » (Hippocrate).

Après un hiver très-froid et humide, la température fut très-chaude et la sécheresse très-grande
en mai et en juin (38° 1|2 thermomètre centi-
grade à l'ombre, à 2 heures de l'après-midi), ainsi
que dans les dix premiers jours de juillet. A dater de cette époque, la chaleur diminua progres-
sivement à la suite d'orages qui survinrent le
soir, accompagnés de la chute de quelques gouttes d'eau, ce qui rafraîchit l'atmosphère et fit
descendre le thermomètre à 32° le 17 et le 18 juillet. Cet abaissement de température ne dura
guère et le mercure monta presque subitement
à 37° le 23, pour redescendre à 29° le 27. Des

icissitudes atmosphériques si subites ont dû né-
essairement agir d'une manière fâcheuse sur
économie de l'homme de guerre, qui se trouve
ans une position à ne pouvoir apporter aucun
hangement dans les objets qui forment la ma-
ère de l'hygiène, et que Galien appelait choses
on naturelles.

En effet, pendant la première quinzaine de
uillet, les maladies étaient peu nombreuses et
eu graves ; il était facile de reconnaître que la
haleur, qui avait existé pendant 2 à 3 mois,
vait produit des maladies du foie et du tube d.-
gestif, et des sueurs abondantes, avec une complication bilieuse très-prononcée : celle-ci était
caractérisée par le pouls plus petit, la bouche pâ-
euse, amère, la soif plus vide que la faim, et par
une grande tendance des maladies à se terminer
par des évacuations critiques par haut et par
bas. Cette complication bilieuse fut subitement
modifiée et diminuée par les abaissements subits
de température qui survinrent du 20 au 23 et
du 26 au 31 : le froid réel, qui en résulta, dimi-
minua considérablement le mouvement d'expan-
sion de la peau et il en résulta un afflux plus
considérable des fluides organiques sur les organes internes, ce qui donna naissance a des congestions très-fortes vers l'encéphale et le tube di-

gestif accompagnées de rémittence et d'intermit
tence.

Ce fut la première fois, pendant cette année
que l'on observa, à Tlemcen, ce phénomène de
rémittence et d'intermittence dans les affections
aiguës ; on fut donc dès lors forcé de reconnaître
l'influence de la constitution épidémique d'Afrique, ainsi que l'avaient déjà indiqué, pour les autres parties de l'Algérie, MM. Antonini et Mo-
nard, frères. Du reste, la cure rapide de ces
affections par l'adjonction du sulfate de quinine
au traitement ordinaire ou par son emploi seul,
prouva d'une manière bien évidente quelle était
leur nature : « *Naturam morborum ostendit cu-
ratio* ». Dans le cours du mois de juillet, il entra
324 malades ; dont 82 seulement étaient atteints
d'affections sporadiques ; parmi lesquelles il y en
eut un certain nombre qui prirent les caractères
des affections endémo-épidémiques. On perdit
22 hommes et il en sortit 173 guéris. On n'eut
qu'un seul cas de fièvre pernicieuse très-grave.

Pendant le mois d'août, la chaleur fut peu
forte ; le thermomètre ne monta à 35° que le 11,
les autres jours il ne dépassa pas 33 et 34° Il
survint le soir des orages qui rafraîchirent l'atmosphère. Les maladies présentèrent les mêmes

(43)

pparences et la même nature que dans le mois
précédent. Plusieurs gastro-entérites prirent le
caractère typhoïde; les diarrhées et les dysenteries furent nombreuses et graves, tandis que les
affections du foie diminuèrent en nombre et en
gravité. On observa deux fièvres pernicieuses,
l'une comateuse et l'autre délirante. Il y eut
moins d'entrées à l'hôpital qu'en juillet; on ne
compta que 274 entrants, dont 67 étaient atteints
d'affections sporadiques. La mortalité fut plus
forte qu'en juillet, elle s'éleva à 28 hommes, dont
une grande partie provenait du mois précédent;
mais il en sortit aussi un plus grand nombre,
puisque les sortants s'élevèrent à 233.

En général, l'aspect des malades était satisfai-
sant; on en évacua 39 tout-à-fait convalescents
sur l'hôpital d'Oran, d'où on les envoya en
France reprendre des forces.

La température du mois de septembre ne fut
pas élevée, le thermomètre s'étant maintenu,
jusqu'au 17, entre 28 et 30°; il commença alors
à baisser graduellement jusqu'au 22, jour où il
marquait 23°; le lendemain, il descendit à 18° et
remonta à 26° le 25, pour retomber, le 26, à 20°;
en même temps, il régnait un fort vent du nord
et il tombait une pluie très-froide ; la température revint ensuite à 20° le 29 et le 30 du mois.

Pendant le grand abaissement de température
qui survint le 26 et persista 3 jours, tout le
monde éprouva un froid très-vif. Il n'est pas
douteux qu'un tel froid et une si grande humidité venant à surprendre des corps habitués,
depuis plusieurs mois, à une grande chaleur,
ainsi que l'étaient ceux des soldats occupés aux
travaux du génie et des camps, ou bien encore
forcés de monter la garde pendant les chaleurs,
ne fussent une des causes de la grande augmentation dans le nombre des entrants qui survint
peu après et en octobre, tant dans la garnison
que dans les camps.

A ce froid humide, je joindrai, comme cause
pathogénique, la rosée et la fraîcheur des nuits,
les travaux de terrassement exécutés par les
soldats campés sur les bords du Rio-salado et
de l'Isser, pour la construction des ponts et de la
route, et les miasmes délétères qui doivent s'en
exhaler en plus grande quantité, au moment où
une forte chaleur et le siroco viennent succéder
à la pluie. Enfin, comme complément de ces causes, je compterai l'absence de légumes frais et autres accessoires de la nourriture du soldat, l'u-
sage et l'abus fréquent qu'il fait de boissons
alcooliques et de vins quelquefois frelatés.

Les régiments occupés aux travaux de la route

t des ponts ayant été renouvelés tous les quinze
ours, il en résulta qu'ils allèrent tous y chercher
e germe des maladies endémo- épidémiques, qui
vaient atteint le 56ᵉ régiment d'infanterie de
igne qui avait été désigné pour commencer les
ravaux. Ce corps et le 15ᵉ léger sont ceux qui
nt le plus souffert de leur séjour au camp;
resque tous ceux qui y avaient demeuré ayant
té atteints immédiatement, ou plus tard, de ces
nêmes fièvres.

Les maladies contractées dans ces localités
consistaient principalement en diarrhées, dysenteries adynamiques, fièvres intermittentes, rémittentes, sub-intrantes et pseudo-continues avec
une grande tendance à passer à l'état typhoïde.
On a été forcé d'y établir une infirmerie où plusieurs hommes ont succombé.

Un tiers au moins de la garnison ayant été
aux camps du Rio-salado et de l'Isser et étant ensuite rentré à Tlemcen, il est devenu fort difficile de faire, sous le rapport de la pathogénie, la
part de l'influence de la ville et de celle des camps.
Quoique la plupart des militaires atteints de maladies graves eussent passé quelque temps dans ces
derniers, cependant j'ai constaté que plusieurs,
qui n'y avaient pas séjourné, avaient été pris
de fièvres pernicieuses ou autres ; de sorte qu'il

faut reconnaître que le séjour de la ville ne préserve pas entièrement des attaques de ces terri-
bles affections.

Pendant le mois de septembre, il entra à l'hôpital 288 malades, dont 108 étaient atteints d'affections sporadiques, parmi lesquelles on compta
50 gastro-entérites simples ou compliquées de
symptômes de congestion cérébrale ou typhoïdes;
on ne perdit que 14 hommes sur 200 sortants.
On observa deux cas de fièvre pernicieuse méningienne avec délire, dont un fut mortel, et un
cas de fièvre comateuse qui guérit.

Le mois d'octobre a offert une température
assez élevée, la moyenne ayant été de 21°. Le
temps a été beau et un peu variable jusqu'au 18,
jour où le thermomètre marqua 28°; le lendemain, il survint un orage accompagné de pluie
froide qui dura 3 jours et fit baisser la colonne
mercurielle à 14°; ensuite le temps se remit à la
sécheresse et au beau, et le mercure remonta
graduellement au point de marquer 28° le 31.
J'ai remarqué plusieurs fois que, dans ce pays,
tous les abaissements subits de température sont
suivis d'une augmentation dans l'acuité des maladies et dans le nombre des entrées à l'hôpital.
Ex tempestatibus optimæ sunt æquales. Hippocrate.

Le camp de l'Isser a continué de nous en-
yer beaucoup de malades, atteints toujours
s mêmes affections. Ce mois est celui de toute
nnée qui a offert le plus d'entrées; elles se sont
evées à 349, parmi lesquelles 80 cas spora-
ques. On perdit 18 malades sur 381 sortants et
2 évacués. Ce fut aussi en octobre qu'il se ma-
ifesta le plus de fièvres pernicieuses; elles s'éle-
èrent au nombre de 8, dont 5 méningiennes et
comateuses, sur lesquelles on en perdit une de
haque genre.

Je ferai observer que les évacués de l'hôpital
ilitaire de Tlemcen sont généralement des hom-
es guéris, tout-à-fait convalescents, et qui
'ont besoin que de quelques mois de repos ab-
olu pour se rétablir; car, s'il en était autrement,
ls ne pourraient pas supporter sans accident un
ussi long parcours que celui de Tlemcen à Oran.

La température de novembre a été variable et
modérée, la moyenne ayant été de 16°; il n'y a
eu que 3 jours de froid et de forte pluie les 8, 9
et 10, époque à laquelle le thermomètre est des-
cendu à 5°, mais ensuite il est remonté, le 11, à
16° et s'est maintenu à peu près à cette hauteur
tout le reste du mois. Je signalerai ici, comme
cause pathogénique, la chaleur du jour alternant

avec le froid intense des nuits, qui ont été que
quefois glaciales.

Pendant ce mois le nombre des entrants a d
minué; il a été de 285, de même qu'en septen
bre; il n'y a eu que 51 affections sporadique
La mortalité a été de 15 sur 277 sortans et 3
évacués. Il entra 3 malades atteints de fièvre pe
nicieuse méningienne et 3 de fièvre comateuse
une des premières fut mortelle.

Les affections endémo-épidémiques continuè
rent de régner pendant toute la durée du mois
mais elles furent moins graves que précédem
ment.

Le mois de décembre a été favorisé par le beat
temps et par une chaleur modérée pendant le
vingt premiers jours, la moyenne ayant été d
11°, 6; à dater du 15, il gela toutes les nuits, e
le 28 le thermomètre descendit à 1° à midi, pa
suite de la fonte des neiges tombées quelques
jours auparavant; ensuite le temps se remit au
froid et au beau jusqu'au 16 janvier.

En décembre, le nombre des entrants diminua
considérablement, d'environ 100 malades sur le
précédent; il fut de 195, sur lesquels il y eut
77 cas sporadiques : la diminution des entrées
porta uniquement sur les affections endémo-
épidémiques de 1re invasion, qui se réduisent à

71, de 177 qu'elles furent en novembre. Il n'y eut pas de réduction sur les fièvres endémo-épidémiques récidivées. La mortalité fut de 14 sur 141 sortants et 31 évacués.

D'après la grande diminution dans le nombre des entrants atteints d'affections endémo-épidémiques de 1re invasion, et surtout d'après l'aspect général des malades, chez qui l'on vit disparaître les symptômes de congestion sur divers organes combinée avec l'intermittence, la rémittence et les accidents nerveux si fréquents alors, on put juger que la constitution saisonnière épidémique avait cessé de régner. On vit, par une sorte de compensation, augmenter le nombre des affections de poitrine qui avaient disparu complétement pendant les beaux jours; celles-ci consistèrent principalement en bronchites, laryngo-bronchites, pleurites et pleuro-pneumonies. On constata aussi un certain nombre de gastro-entérites simples ou typhoïdes dont les symptômes d'acuité furent moins prononcés qu'en été, quoique cependant elles fussent fort graves et compliquées de fuliginosités de la langue et des dents, de prostration, de délire tranquille, etc. Quelques-unes d'entre elles ayant débuté d'abord sous la forme d'une simple bronchite, revêtirent peuà-peu l'ensemble des symptômes caractéristiques de la gastro-entérite typhoïde compliquée de bronchite, si bien décrite sous le nom de fièvre muqueuse par Rœderer et Wagler: c'est, du reste, ce que j'ai souvent observé chez les malades que j'ai traités à l'hôpital militaire du Gros-Caillou. Il faut, dans ces cas, une grande habitude de voir ces affections pour reconnaître, dès le début, que l'on a à soigner une irritation gastro-intestinale : maladie qui passait souvent inaperçue avant les beaux et immortels travaux de Broussais sur les irritations du canal digestif.

Les diarrhées et les dysenteries furent moins nombreuses et moins graves qu'en été ; je crois qu'on peut attribuer, en grande partie, leur per-sistance aux excès commis par les soldats en ali-ments de charcuterie et en boissons alcooliques, ainsi qu'aux alternatives de la chaleur de certai-nes journées, avec les brouillards, l'humidité et le froid intense des nuits.

Afin de donner une idée plus complète du climat de Tlemcen, je vais indiquer la constitu-tion atmosphérique et les maladies du mois de janvier 1843.

Le beau temps, qui régnait à la fin de décem-bre, continua pendant la première quinzaine du mois suivant ; on jouit d'un beau ciel pendant le jour, et il fit des gelées blanches la nuit jusqu'au 16, jour pendant lequel il tomba une averse considérable. Le lendemain, il fit très-beau et il survint des gelées blanches jusqu'aux 22 et 23, jours où il plut un peu. A dater de cette époque, il fit un temps superbe jusqu'au 3 février, au point qu'on vit le mercure monter à 19° le 31 janvier. Dans la nuit du 3 au 4 février, il tomba de la neige à gros flocons et il gela fortement. Le 4, à 8 heures du matin, il n'y eut qu'un degré au-dessus de zéro et le thermomètre ne dépassa pas 4° dans la même journée. Ensuite le temps se remit insensiblement au beau et à la chaleur jusqu'au 16, jour pendant lequel il s'éleva un vent orageux, très-violent, très-chaud, venant du sud, qui dura jusqu'au 18 au soir, et fut alors remplacé par une pluie très-forte et froide (8°+0 à midi, le 19 février).

Dans le mois de janvier, le nombre des entrants fut de 200, le même qu'en décembre ; on constata une grande diminution dans le chiffre des affections endémo-épidémiques, qui ne s'élevèrent qu'à 47 de première invasion et 41 de maladies récidivées, tandis que les sporadiques furent au nombre de 112. On perdit 22 malades sur 171 sortants. Il n'y eut qu'un seul cas de fièvre pernicieuse, avec délire. Les inflammations des

voies respiratoires augmentèrent considérablement, surtout les bronchites. Ces dernières com-
pliquèrent un grand nombre de fièvres intermittentes, de diarrhées et de gastro-entérites. J'eus
l'occasion d'observer que les maladies de janvier
et de février furent les mêmes que celles qui survinrent à la fin de décembre.

J'ai remarqué, à la suite des fièvres intermittentes ou rémittentes prolongées ou récidivées, un
petit nombre d'engorgements chroniques des
viscères abdominaux, des ascites, des œdèmes
particlo do la face et des extrémités, des hydropisies, des anasarques, et enfin un état nerveux
particulier lié à une grande faiblesse.

Ce dernier me paraît dépendre d'une encé-
phalo-méningite chronique, consécutive aux
congestions cérébrales répétées qui surviennent
dans les fièvres intermittentes rebelles.

Dans ce cas, quelquefois l'individu est rouge
et assez bien nourri; mais le plus souvent le
corps est maigre, la peau d'un jaune pâle un peu
terreux, les membres paraissent réduits à leurs
parties dures. Le malade accuse des bourdonne-
ments et des tournoiements de tête, surtout quand
il se lève et marche; il n'y a pas souvent de céphalalgie et je n'ai pas observé de rachialgie. Le
facies est pâle, maigre ou bouffi, la langue belle;

(53)

'appétit est conservé, la soif nulle; l'estomac di-
gère bien; il y a constipation habituelle; mais la
nutrition ne se fait pas convenablement, et il en
résulte un état de faiblesse porté au point que
e malade ne peut se tenir debout sans qu'il sur-
vienne des tremblements nerveux dans les extrémités, surtout dans les inférieures, ce qui le
fait vaciller, trembler en marchant comme un
homme ivre. Il n'y a pas ordinairement de fièvre, excepté dans le cas de recrudescence, et alors
on observe de la céphalalgie sus-orbitaire et
les vomissements fréquents, comme dans la mé-
ningite. Je n'ai vu aucun de ces malades devenir
paralytique; deux sont morts, d'autres ont été
guéris et deux évacués sur l'hôpital d'Oran.

J'ai traité cette affection par des potions avec
un centigramme d'acétate de morphine, avec
un peu d'éther, les vésicatoires à la nuque, les
pédiluves sinapisés et les révulsifs sur le tube
digestif, à l'aide du sulfate de soude ou de l'huile
de ricin. J'y ai joint des bains généraux, en
ayant soin de couvrir le front du malade avec
des compresses trempées dans l'eau du bain.

Chez les deux hommes qui sont morts à la suite
de cet état, j'ai trouvé un léger épaississement
des méninges, avec teinte opaline et des adhé-
rences avec la dure-mère le long de la tente du

cerveau : tout l'encéphale était plus consistant, plus dur qu'à l'état normal, et il offrait à l'extérieur une coloration d'un gris violacé très-foncé, que l'on rencontre rarement ; les vaisseaux des circonvolutions cérébrales étaient remplis de sang ; en coupant la substance encéphalique, elle était piquetée, sablée, d'un aspect moins blanc que dans l'état normal, et le sang paraissait combiné avec la pulpe encéphalique. La moelle présentait le même état que le reste de la substance encéphalique. Les autres organes n'offraient rien de particulier à noter, à l'exception de la rate qui était un peu gonflée.

Tableau de la plupart des maladies qui ont régné à Tlemcen pendant l'année 1842, avec la mortalité relative et proportionnelle.

Maladie	Nombre total.		Morts.		Proportion de la mortalité.
Fièvres intermittentes tierces, 1re invasion	187	} 347	2		1 mort sur 172,00
— — — récidivées	160				
— quotidiennes 1re inv.	350	} 540	3		1 — 180,00
— — — récidivées	190				
— rémittentes gast-intestinales	94	94	2		1 — 47,00
— — gast-entérite-typhoïde	29	29	4		1 — 7,25
— pseudo-continues	19	19	2		1 — 9,50
— pernicieuses	30	30	8		1 — 3,76
Diarrhées, première invasion . .	197		6	} 36	1 — 33,33
— récidivées	151	} 348	15		1 — 10,06
— chroniques	60		15		1 — 4,00
Dysenteries, première invasion. .	178		15	} 61	1 — 11,80
— récidivées . . .	171	} 393	31		1 — 5,30
— chroniques	46		15		1 — 3,00
Colites	52	52	2		1 — 26,00
Gastro-entérites aiguës. . . .	114	} 122	4		1 — 30,50
— chroniques . . .	8				
— typhoïdes . . .	94	94	15		1 — 6,26
Péritonites	6	6	3		1 — 2,00
Hypérémies du foie.	55		1	} 10	1 — 55,00
Hépatites	46	} 88	9		1 — 5,00
Ictères	7				
Laryngites	9				
Bronchites.	66				
Pleurites	36		1		1 — 36,00
Pleuro-pneumonies.	26	} 157	3		1 — 8,66
Phthisies pulmonaires	17		3	} 0	1 — 5,66
Apoplexie pulmonaire. . . .	1		1		1 — 1,00
Hypertrophie du cœur. . . .	2		1		1 — 2,00
Encéphalo-méningites aiguës . .	12		7	} 9	1 — 1,70
— chroniques .	6	} 18	2		1 — 3,00
Otites.	5	5	1		1 — 5,00
Varioles	54	54			
Engorgements abdominaux consécutifs aux fièvres	23	23	5		1 — 7,67
Ascites —	15	15	5		1 — 3,00
Hydropisies, anasarques —	16	16	9		1 — 1,77
Anasarques aiguës	8	8			

En consultant le tableau des maladies qui ont régné à Tlemcen en 1842, on voit que les fièvres intermittentes et rémittentes ont été très-nombreuses; que, parmi celles-là, les quotidiennes ont été en nombre plus considérable que les tierces, que les unes et les autres sont peu graves, si l'on en élimine les fièvres pernicieuses qui, seules, ont donné un mort sur 3,76.

Les fièvres rémittenttes, qui étaient presque toutes compliquées d'irritation gastro-intestinale ou de congestion cérébrale, ont été plus graves, puisque la mortalité a été de 1 sur 47. Quant aux gastro-entérites typhoïdes rémittentes, il n'y a pas lieu de s'étonner de leur gravité, qui tient à la lésion intestinale. Les fièvres pseudo-continues ont été graves, la mortalité ayant été de 1 sur 9,50. En réunissant la totalité de ces fièvres, ce qui fait un total de 1059, on trouve que la mortalité fut peu élevée, savoir 1, sur 50,43.

Si l'on réunit outes les diarrhées et les colites, qui n'en diffèrent que par une plus grande acuité de la maladie, on verra que la mortalité a été de 1 sur 10,5.

Les dysenteries ont offert une mortalité beaucoup plus forte, ayant été de 1 sur 6,50.

Les affections du foie ont fourni 1 mort sur 8,80.

Les inflammations du tube intestinal, connues

sous le nom de gastro-entérites simples et typhoïdes, ont donné une mortalité de 1 sur 11,36.

Les maladies de poitrine réunies ont présenté
1 mort sur 18,55.

Les encéphalo-méningites aiguës ont été des
plus graves, puisqu'il y a eu 1 mort sur 2.

Parmi les otites, il y en eut une avec carie du
temporal, qui se termina par la mort.

Les hydropisies consécutives aux fièvres et aux
dysenteries furent très-graves et donnèrent 1 mort
sur 2,22.

Les considérations que je viens de développer
sur les maladies observées à Tlemcen et sur la
mortalité qui y a régné en 1842, me semblent
prouver que le climat de cette ville est un des
plus sains de l'Algérie; et il résulte de la compa-
raison de notre mortalité avec celle des colonies
anglaises, que le climat de l'Afrique française est
plus sain que celui de la Jamaïque, des Antilles,
des Grandes Indes et du Bengale.

Les Arabes sont sujets aux mêmes maladies que
les Européens, mais moins nombreuses et moins
graves, et le traitement paraît avoir plus d'effi-
cacité chez eux que chez les Européens. Les maladies dont ils sont le plus fréquemment atteints
sont les suivantes : ophthalmies, taies de la cor-
née, glaucôme, carcinome de l'œil, cécité, teigne,

dartres, lépre de Biett, psoriasis, ulcères chroniques psoriques, dartreux, variqueux, carcino-
mateux, et syphilitiques. J'ai vu un Arabe à qui
une ulcération avait rongé la voûte et le voile
du palais et établi une communication, de la largeur d'une pièce de 30 sous, entre la bouche, les
fosses nasales et le larynx. On emploie souvent,
parmi eux, les ventouses et les cautérisations avec
le cautère actuel dans les affections chroniques
du ventre et des articulations.

Quelques mots maintenant sur les moyens thérapeutiques que j'ai mis en usage.

Les fièvres intermittentes simples ont, en général, cédé assez promptement à l'emploi du sulfate de quinine à la dose de 6 à 8 décigrammes.
J'ai ordinairement administré ce médicament en
2 fois, de façon qu'il fût pris au moins trois heures avant le retour présumé de l'accès; quand la
fièvre était sub-intrante, je le faisais prendre
beaucoup plus tôt. Dans certains cas, où il y avait
en même temps embarras gastrique sans symptômes inflammatoires, je me suis bien trouvé de
faire précéder l'usage du sulfate de quinine par
une dose d'ipécacuanha 1 gramme, ou d'émétique
0, 1 gramme en lavage. Souvent cette médication
déplétive et perturbatrice a suffi pour enlever
l'accès de fièvre suivant. Quand il existait dans

l'intervalle des accès des congestions ou des inflammations d'organes importants, on les com-
battait à l'aide de la saignée générale, rarement
répétée, de ventouses scarifiées à défaut de sangsues, et de révulsifs sur les extrémités. J'ai continué, après la cessation des accès, à donner le
sulfate de quinine à doses décroissantes ou le
vin de quinquina pendant plusieurs jours.

Dans les cas de fièvres rémittentes ou pseudo-
continues, qui furent presque toutes compliquées
d'irritations gastro-intestinale, hépatique ou cérébrale, j'ai employé à peu près le même traitement. Mais alors il faut donner le sulfate de quinine tous les jours au moment où le malade n'a
pas de fièvre. Lorsque ces fièvres s'accompa-
gnaient de gastro-entérite typhoïde ataxique ou
ataxo-adynamique, j'ai été obligé de modifier les
moyens thérapeutiques ; et, dans le début, j'ai
souvent prescrit une saignée générale et des ventouses scarifiées sur l'abdomen, conjointement
avec le sulfate de quinine à la dose de 4 à 8 décigrammes. Mais lorsque les malades étaient ap-
portés à l'hôpital dans un état de prostration très-
grande, avec tous les symptômes d'une fièvre
typhoïde au 12me ou 15me jour de la maladie, tels
que la stupeur, la fuliginosité des lèvres, des gen-
cives et des dents, le gargouillement iléo-cœcal,

des pétéchies, des taches lenticulaires typhoïdes et le pouls petit, fréquent, tendu, etc..., je me suis contenté de prescrire des compresses d'oxycrat sur la tête, des lotions vinaigrées sur le corps, de la limonade tartrique, gommeuse, des potions de sulfate de quinine de 6 à 8 décigrammes, des sinapismes ou des vésicatoires aux extrémités inférieures ou à la nuque; j'ai ensuite employé le vin de quinquina versé dans la tisane, puis pur, et j'ai eu la satisfaction de voir guérir beaucoup de malades qui m'avaient d'abord paru dans un état désespéré.

Le traitement des fièvres pernicieuses et subintrantes roule sur les mêmes bases que celui des autres fièvres, seulement il faut se hâter de donner le sulfate de quinine à la dose de 1 à 2 grammes par la bouche et par l'anus, ou en frictions sur la peau, et mieux encore que ce dernier moyen, en le déposant à la surface dénudée d'un vésicatoire : dans cette circonstance, on pourrait se servir, pour obtenir une prompte vésication, d'ammoniaque liquide, d'une pièce d'argent ou de métal chauffée dans l'eau bouillante, ou enfin d'un fer chaud. Pendant la période de froid des accès pernicieux, il faut employer les révulsifs sur les extrémités et particulièrement les sinapismes. Pendant le moment de réaction, on pourrait la modérer, si l'on craignait une trop forte congestion interne, par l'application de sangsues ou par une saignée générale. Dans l'intervalle des accès pernicieux, on se hâtera de donner le sulfate de quinine et de combattre les congestions viscérales trop intenses par la saignée veineuse ou locale et par les autres moyens indiqués par l'état général de l'économie et l'état local de l'organe souffrant. J'ai rarement fait plus d'une saignée, de crainte de faire tomber le malade dans un état de prostration ou de surexcitation nerveuse, dont il eût été difficile de le tirer ensuite.

Dans les récidives et les rechutes des fièvres que je viens d'indiquer, il faut employer les mêmes moyens que dans celles qui sont de première invasion, et avoir soin de continuer ensuite plus longtemps, après la cessation des accès, l'usage du sulfate de quinine et surtout du vin de quinquina.

Les diarrhées, dépendant le plus souvent d'un état d'irritation de l'intestin, ainsi que les colites, qui n'en diffèrent que par une plus grande intensité, m'ont paru devoir être traitées par la diète, le régime et les antiphlogistiques locaux, tels que des ventouses scarifiées et sèches, des cataplasmes émollients; des lavements émollients d'abord, puis amylacés et opiacés ($\frac{1}{4}$), d'eau de riz gommée; des bains de siége; si ces moyens ne suffisaient pas, on employait ensuite l'opium par la bouche. Dans certains cas sans fièvre, où l'estomac était sain, une dose d'ipécacuanha a réagi d'une manière favorable sur l'économie en provoquant des vomissements bilieux. Enfin, j'ai aussi eu recours aux pilules de Segond, à la dose de 2 à 3 par jour.

Dans le traitement des dysenteries aiguës, je n'ai pas cru devoir employer la méthode des saignées répétées du docteur Peysson; je me suis contenté de prescrire une saignée générale de 3 palettes chez les malades qui étaient jeunes, forts, sanguins, et chez tous j'ai ordonné la diète absolue, des ventouses scarifiées et sèches sur l'abdomen, des cataplasmes émollients, des bains de siége, de l'eau de riz gommée, des pilules de Segond au nombre de 3 à 4 le soir, des $\frac{1}{4}$ de lavements amylacés et opiacés; j'ai eu rarement recours au ratanhia en potion ou en lavement. J'ai aussi employé l'ipécacuanha (appelé autrefois radix antidysenterica) comme dans les diarrhées.

Dans les diarrhées et les dysenteries chroniques qui ne dépendaient plus que d'un défaut de ton de l'économie et de l'estomac, je me suis bien trouvé de l'emploi du vin de quinquina. L'usage d'une ceinture de flanelle est indispensable dans

ces cas. Les frictions avec la pommade stibiée
ont été avantageuses. Enfin, dans certains cas,
l'application d'un large vésicatoire ou de moxas
ont arrêté la marche fatale de la maladie et pro-
curé la guérison.

Les hydropisies et les ascites qui succédèrent aux
fièvres et aux dysenteries chroniques furent généralement graves; elles dépendaient ordinairement d'un engorgement du foie ou de la rate,
formant obstacle à la circulation veineuse, ou
bien encore de l'état d'atonie et de faiblesse gé-
nérales de l'économie et rarement d'une suppression de transpiration. Dans ces cas, j'ai
employé les soins hygiéniques, la chaleur, les vé-
tements de flanelle, les frictions avec la teinture
de scille et de digitale, quelquefois le nitrate de
potasse. Quand j'ai cru qu'elles dépendaient de
l'atonie générale, j'ai joint l'usage des prépara-
tions de fer, du vin de quinquina aux diurétiques
et quelquefois aux purgatifs, excepté dans le cas
où l'hydropisie était consécutive à une dysenterie chronique. On y a associé l'usage des sudori-
fiques quand on a cru qu'elle était consécutive à
une suppression de transpiration. Du reste, à
l'exception de ce dernier cas, ces maladies furent graves, rebelles, et se terminèrent souvent
par la mort.

Quant aux maladies sporadiques ou intercur-
rentes, leur thérapeutique diffère peu de celle que
l'on emploie en France : il faut toutefois avoir
soin de ne pas pousser trop loin les déplétions
sanguines, à cause de la prostration ou de la surexcitation nerveuse dans laquelle tomberait le
malade. Pendant les chaleurs de l'été, j'ai fait rarement saigner par la veine deux fois dans le
cours de la même maladie, excepté dans les inflammations du foie. Durant l'été, le sang se par-
tagea rarement, comme en France, en cruor et
en sérum; habituellement le caillot fut rouge et
dense dans les congestions actives et ne fut pas
entouré de sérosité.

Dans les dysenteries adynamiques, le caillot
fut alors d'un rouge noir, livide, mou, diffluent :
tandis que l'hiver, chez un individu robuste et
fort, atteint de dysenterie très-grave, le sang tiré
de la veine a offert de la sérosité et une couenne
inflammatoire grisâtre bien prononcée, recou-
vrant tout le caillot, qui était dense et ferme.

J'ai remarqué que le sang des saignées présentait d'autant plus de sérosité que les chaleurs di-
minuaient.

On trouve fréquemment, pendant l'hiver, la
couenne inflammatoire dans les pleurites, les pleu-
ropneumonies, les encéphalo-méningites et les

arthrites aiguës. Dans les cas où je fus en doute sur la nature inflammatoire d'une maladie, je fis pratiquer une saignée de quatre onces, et je me conduisis ensuite d'après l'état du caillot.

(M. Cambay termine par quelques considéra-tions sur les maladies du foie ; elles trouveront leur place dans un travail sur ces maladies, qui paraîtra prochainement dans ce Recueil.).